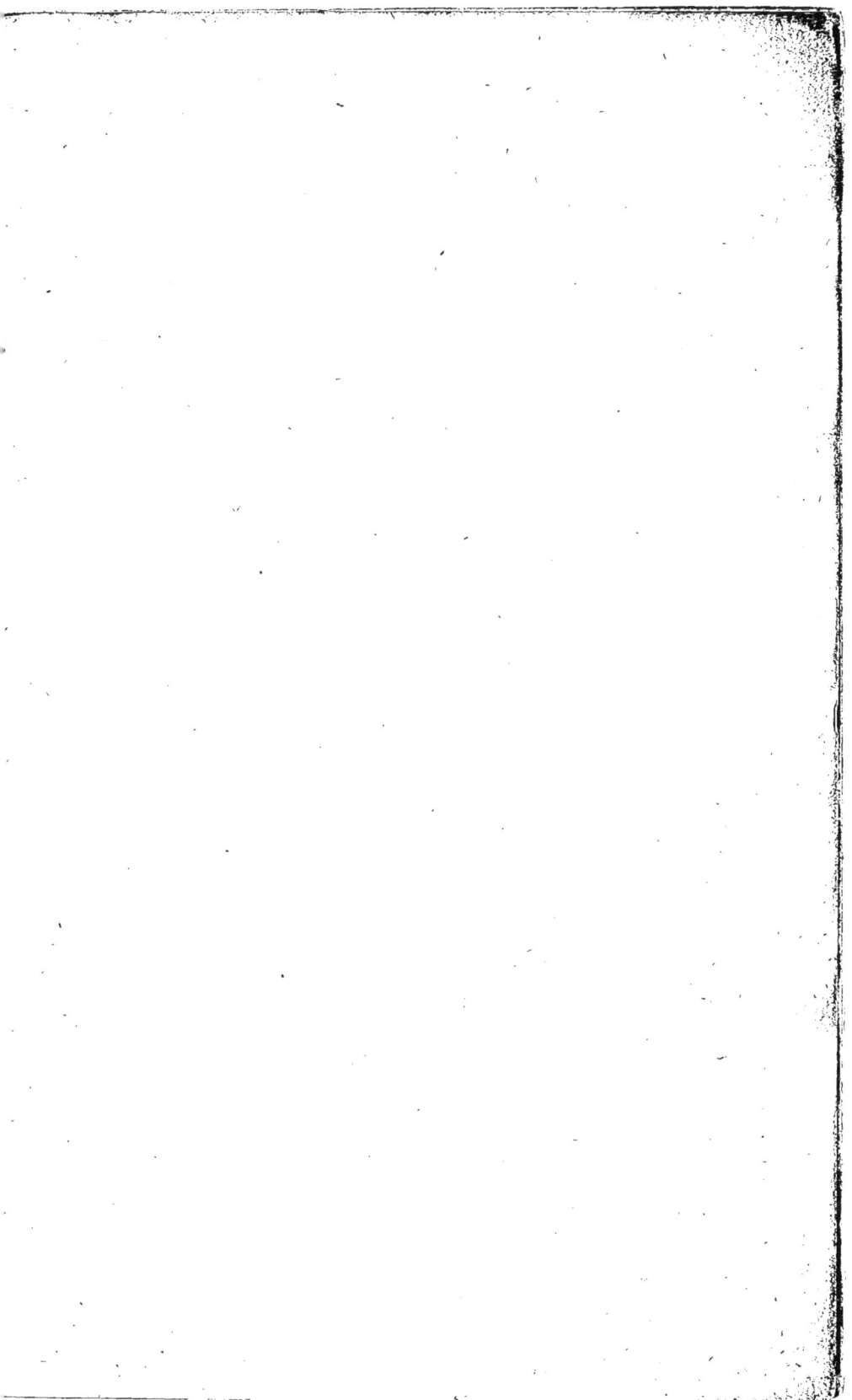

LA VÉRITÉ

SUR LE

MAGNÉTISME ET L'HOMOEOPATHIE

PAR

V. DUMEZ

MÉDECIN - SOMNAMBULE.

> Qui ne sait par combien d'erreurs l'esprit humain
> est quelquefois obligé de passer avant d'arriver à
> quelque vérité! La vérité elle-même n'est-elle pas
> regardée comme une erreur, avant qu'elle ait acquis
> le développement et le degré de lumière nécessaires
> pour frapper tous les yeux?
>
> DON PABLO DE OLAVIDE.

Prix : 75 centimes.

PARIS

CHEZ L'AUTEUR, 24, RUE DE LUXEMBOURG

ET CHEZ LES LIBRAIRES

H. GUILLEMAIN | **GRIGNÉ**
52, R. CROIX-DES-PETITS-CHAMPS | 30, RUE DAUPHINE

1852

OUVRAGES A CONSULTER

dans lesquels on trouvera les appréciations diverses portées, depuis quinze ans, sur M. Victor DUMEZ, Médecin-Somnambule :

Somnologie magnétique, de M. Loisson de Guinaumont.

Initiation aux mystères du Magnétisme, — le Monde occulte dévoilé, — la Physiologie du Magnétisme, par M. Henri Delaage.

Le 18ᵉ volume de **Balsamo**, par M. Alexandre Dumas.

La Revue d'Anthropologie catholique, publiée sous la direction de M. l'abbé Loubert.

Les feuilletons du *Corsaire*, par le comte d'Horebourg (année 1847).

LA VÉRITÉ

SUR LE

MAGNÉTISME ET L'HOMOEOPATHIE.

PARIS. — IMPRIMERIE CENTRALE DE NAPOLÉON CHAIX ET Cie, RUE BERGÈRE, 20.

LA VÉRITÉ

SUR LE

MAGNÉTISME et L'HOMOEOPATHIE

PAR

V. DUMEZ

MÉDECIN - SOMNAMBULE.

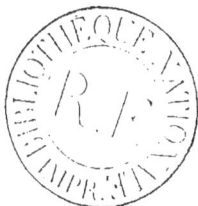

> Qui ne sait par combien d'erreurs l'esprit humain
> est quelquefois obligé de passer avant d'arriver à
> quelque vérité! La vérité elle-même n'est-elle pas
> regardée comme une erreur, avant qu'elle ait acquis
> le développement et le degré de lumière nécessaires
> pour frapper tous les yeux?
>
> DON PAULO DE OLAVIDE.

Prix : 75 centimes.

PARIS

CHEZ L'AUTEUR, 24, RUE DE LUXEMBOURG

ET CHEZ LES LIBRAIRES

H. GUILLEMAIN   **GRIGNÉ**

52, RUE CROIX-DES-PETITS-CHAMPS   30, RUE DAUPHINE

1852

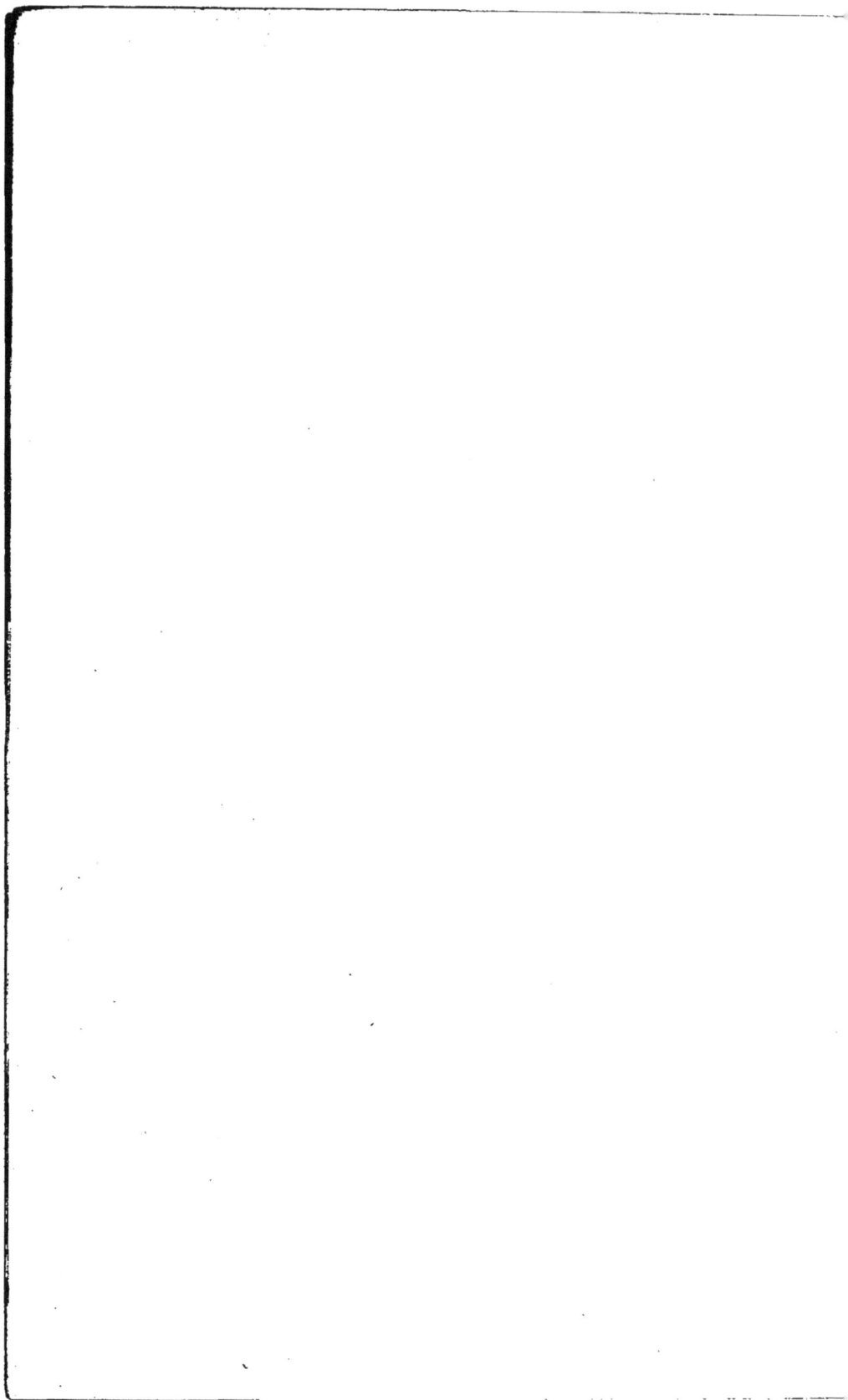

LA VÉRITÉ

MAGNÉTISME ET L'HOMŒOPATHIE.

§ 1er. — Considérations générales.

Dans le mouvement général des sciences et des arts, l'art de guérir n'est pas resté stationnaire. Il s'est armé de tout ce qui, dans e
progrès universel des connaissances humaines, pouvait accroître
sa force et lui ouvrir carrière à de nouvelles conquêtes. Il a ap-
pelé toutes les sciences à le servir et s'en est fait des auxiliaires
pour marcher en avant. Tout ce qui, dans le domaine de l'observation, se rapporte à la nature de l'homme et à ses relations physiques
et morales avec le monde extérieur, est pour la médecine un élé-
ment de progrès, et les faits nouvellement observés, les découvertes
que le temps amène, devaient nécessairement modifier les anciennes
méthodes médicales; mais, en même temps, ces modifications ne
devaient pas être reçues sans d'extrêmes difficultés. Ce qui est nouveau est toujours un objet de défiance parmi les hommes, quelque-

fois de dérision, mais aussi un objet de discussion, et par là une cause de progrès. Faux ou vrai, hétérodoxe ou orthodoxe, tout ce qui excite un mouvement, quel que soit le motif, soit erreur, soit prévision vague et instinctive, soit argumentation raisonnée, conduit à étendre la sphère des idées, à ouvrir de nouvelles voies au pouvoir de l'intelligence.

Le magnétisme, le somnambulisme, qui sont l'un à l'autre comme la cause est à l'effet; l'homœopathie, l'hydrothérapie; toutes ces sciences ou ces méthodes inventées par l'esprit humain dans les temps modernes, ne fussent-elles que des erreurs savantes, mériteraient tout au moins l'attention des esprits sérieux, et c'est un dédain à la fois bien peu philosophique et bien peu libéral que celui qu'affectent pour elles certains de nos confrères.

On ne détruit point impunément les opinions accréditées. En attaquant les principes des allopathes, nous savons quelles colères nous allons soulever. Respectant ce qui doit être respecté, nous ne nions toutefois ni la science anatomique de tel médecin célèbre, ni l'habile pratique de tel autre. Mais la vérité nous est apparue; elle nous entraîne, elle inspire notre voix. Nous ne la tairons pas; quelque difficultés qu'on lui oppose, il lui appartient d'en triompher. Le cartésianisme, vérité relative, a triomphé d'abord de la méthode aristotélique. Les découvertes de Newton ont, en un point capital, contrarié les idées cartésiennes; les partisans de Descartes n'ont point admis sans résistance la nouvelle révélation scientifique du grand astronome anglais, bien qu'appuyée et comme escortée de preuves mathématiques. Le magnétisme et l'homœopathie rencontrent des résistances semblables. Dans ses applications surtout, le magnétisme paraît une nouveauté dangereuse. Quoi d'étonnant? L'esprit humain est ainsi fait. Quels obstacles, quelles persécutions n'ont pas rencontrés la doctrine de la circulation du sang, la démonstration mathématique du mouvement de la terre? Il a fallu à Galilée l'inébranlable fermeté de sa conviction jointe à une diplomatie habile et toute italienne, pour ne pas mourir en prison. L'arrêt d'Urbain VIII ne déclarait-il pas contraire aux *sacrées et divines*

Écritures, et conséquemment *erronée et hérétique*, la doctrine que le soleil ne se meut pas de l'orient à l'occident, et que la *terre se meut et n'est pas le centre du monde?*

Comme dit le poëte :

> Galilée expia, par trois ans de prison,
> L'inexcusable tort d'avoir trop tôt raison.
>
> ANDRIEUX. — *Discours en vers*

L'inoculation, la vaccine, n'ont pas éprouvé moins de difficultés à se faire adopter, d'abord par les médecins, ensuite par les malades. Il a fallu à Jenner une persévérance indomptable pour propager sa découverte bienfaisante. L'innocuité de son procédé, démontrée par les faits, n'a pas empêché la routine de le proscrire longtemps, et ce n'est que notre génération qui en a vu la tardive admission devenir sous nos yeux universelle.

Les procédés les plus simples de la chirurgie elle-même, cet art si rationnel et si positif dans ses applications, ont eu les mêmes résistances à vaincre, les mêmes difficultés à surmonter. On connaît l'histoire de la lithotomie. Connue des anciens, elle a trouvé dans l'antiquité les médecins les plus célèbres pour adversaires. Elle n'a dû les progrès lents qu'elle a faits en Europe, qu'à un concours fortuit de circonstances; c'est le hasard qui a conduit à l'invention de presque toutes les méthodes proposées pour se frayer une voie jusque dans la vessie; et, chose digne de remarque, ces méthodes ont pris leur origine dans des mains ignorantes. Sans la hardiesse téméraire du frère Jacques, la chirurgie ne posséderait peut-être encore aucun des procédés qu'on a découverts en étudiant la manière d'opérer de cet homme singulier [1].

---

[1] La lithotomie et même la lithotritie paraissent cependant avoir été connues des Arabes. C'est ainsi que, de deux passages d'un traité d'El Zahrawy, vulgairement connu sous le nom d'Abulcasis, semble résulter que la lithotritie, que nous tenons comme d'invention toute moderne, était connue à Cordoue dès la seconde moitié du dixième siècle. Voir *Histoire d'Espagne*, par Ch. Romey, t. IV, p. 479.

C'est beaucoup, dans chaque branche des connaissances, d'augmenter la masse des faits et de perfectionner les notions acquises, mais c'est mieux d'introduire dans la science un esprit et comme un souffle nouveau, d'en renouveler, pour ainsi dire, la face par des méthodes nouvelles qui en étendent l'empire et en accroissent le pouvoir.

Pour nous, l'art du médecin somnambule, comme nous avons eu le premier (on nous permettra cette expression) le courage de nous appeler, n'est pas un composé de pratiques empiriques; il consiste dans l'emploi rigoureux des données de la science, combinées avec les phénomènes de l'intuition magnétique et avec les principes de l'homœopathie, qui est, à nos yeux, le dernier mot de la science médicale et la vérité suprême introduite dans l'art de guérir, la vérité spécifique et unique, pour ainsi parler, d'où toutes les autres découlent[1]. Théorie et pratique forment un éclectisme nosographique dont, à bon droit, croyons-nous, l'honneur nous revient. Quelle qu'en soit la portée, c'est là ce que nous tenons à constater dans cet opuscule comme le résultat propre de nos travaux. Pour nous résumer dans un mot qui dit tout, nous croyons avoir systématisé et constitué scientifiquement une méthode entièrement nouvelle, et qui peut avoir les plus heureux résultats dans la pratique médicale pour la guérison du mal physique, lequel n'est, après tout, que l'effet de causes accidentelles qui peuvent être découvertes, qu'on peut conjurer et vaincre, et que le praticien habile doit par conséquent s'attacher à découvrir dans ce double but.

Qu'on ne se hâte donc point de rejeter ce qui est nouveau dans l'application de nos moyens curatifs. Combien de cures, en effet, que l'antiquité eût regardées comme miraculeuses, sont aujourd'hui l'œuvre providentielle de nouveaux procédés d'abord traités avec mépris! Quelle répulsion n'a pas rencontrée au début l'emploi de l'éther et du chloroforme dans les opérations chirurgicales! A quelles tristes discussions n'a pas donné lieu naguère encore l'u-

[1] Nous y joignons l'emploi, approprié aux cas convenables, des principales prescriptions de l'hydrothérapie, et c'est en quoi consiste notre traitement, que nous appelons magnétique et homœopathico-hydrothérapique.

sage de ces anesthésiques ! Et cependant quel plus grand bienfait pour l'humanité que l'application de ces deux substances à ces douloureuses épreuves, si effrayantes jadis ! La vertu qui était en elles à l'état latent s'est révélée, et, découverte par la science moderne, est si heureusement appliquée aujourd'hui, qu'elle mérite et obtient journellement les bénédictions des malades. C'est là qu'éclate le caractère du progrès véritable. « Une femme âgée de 35 ans, dit le docteur Simonin, d'une constitution chétive, atteinte, il y a plus de treize ans, d'une déviation de la colonne vertébrale telle que sa taille s'est raccourcie d'environ 20 centimètres, doit subir l'opération césarienne. On l'éthérise : elle est délivrée. A l'annonce de sa délivrance par une opération qu'elle avait totalement ignorée, elle répond par ces seuls mots : « Ah ! c'est bien commode. »

« La malade doutant de l'opération, ajoute le savant docteur, se fait apporter son enfant, que l'on avait éloigné pour que ses cris ne privassent pas la mère de sommeil [1]. »

Eh bien, à ces deux puissants agents, le magnétisme est destiné à substituer un agent plus puissant encore, quoique plus simple. Par l'*insensibilité* qu'il crée, avec moins de dangers et par des moyens plus faciles, il remplacera un jour avec avantage l'éthérisation et la chloroformie.

Le magnétisme comme moyen, l'homœopathie comme science, sont appelés à faire révolution dans la médecine.

La science nous montre dans les facultés de certains êtres le développement auquel peuvent être portées des forces qui n'existent en nous qu'à l'état latent. C'est à révéler les causes des phénomènes du système nerveux que la pathologie doit s'appliquer, et c'est là proprement tout le magnétisme.

Toutes les branches de la médecine verront, sur ces deux

[1] Observations de M. le docteur Ed. Simonin, directeur de l'école préparatoire de Nancy, *Gazette des Hôpitaux*, 17 avril.

bases d'opérations pour ainsi parler, s'élargir le cercle dont elles sont comme les rayons ; l'hygiène elle-même en tirera profit. L'objet de la médecine est de guérir sans doute, de rendre à l'homme la santé perdue ; mais aussi, quand il en jouit, de la lui conserver, d'améliorer l'organisation humaine, d'en favoriser le développement jusqu'à ce degré du moins qu'il est donné à la science d'atteindre dans ses diverses applications à l'économie. C'est à la branche de la médecine appelée l'hygiène qu'appartiennent les effets de cet ordre. Ainsi comprise, l'hygiène, qui serait mieux nommée organoplastie, a pour auxiliaires toutes les sciences physiologiques, et directement la pathologie, qui se compose d'expériences faites précisément dans le but de connaître les procédés que la nature emploie dans ses créations, et par cette connaissance qui nous initie à ses secrets, de nous mettre à même de l'imiter, autant qu'il est en nous, pour élever ces créations à une nouvelle puissance. « L'hygiène, écrivait Royer-Collard, ne se propose pas seulement de conserver la santé, de prévenir les maladies : elle veut aussi améliorer, perfectionner les instruments de la vie, extraire de ce fonds humain tout ce qu'il peut produire, amener sans danger l'organisme au plus grand développement dont il est capable. »

Avant tout, le besoin de simplifier la thérapeutique et la matière médicale nous a préoccupé.

La moitié au moins de la clientèle intelligente, surtout à Paris, a abandonné la thérapeutique classique, et l'on peut dire que presque toutes les grandes guérisons ont été opérées, depuis quelque temps, par des hommes et des systèmes que les facultés s'obstinent à rejeter de leur sein et de leurs programmes.

Parmi ces systèmes nouveaux mis aveuglément au ban du monde savant, trois nous ont semblé, en se combinant, ainsi que nous l'avons dit, constituer une méthode nouvelle : l'*Homœopathie*, immense protestation contre l'absence de principes et de certitude dans la thérapeutique et la matière médicale de l'école ; l'*Hydrothérapie*, qu'on peut considérer comme une des applications spéciales de l'homœopathie, tentative heureuse et couronnée de succès, de médication simple, facile, accessible au bon sens et aux moyens de tous ; enfin et par dessus tout, le *Magnétisme*, qui doit opérer une révolution, non-seulement dans la thérapeutique, mais encore dans la physiologie et l'étude de l'homme tout entier.

---

§ 11. — Le Magnétisme.

Définissons d'abord le magnétisme.

Le magnétisme est , comme science, l'étude proprement dite du système nerveux, et comme application, l'action exercée sur le système nerveux de certains individus par le système nerveux d'autres individus.

Si nous avions besoin d'autorités sur la réalité des phénomènes magnétiques, nous verrions qu'ils ont frappé de bonne heure les plus grands esprits, et même les plus défiants.

« Il faut avouer, a dit Cuvier, qu'il est très-difficile , dans les expériences qui l'ont pour objet (l'action que les systèmes nerveux de deux individus différents peuvent exercer l'un sur l'autre), de distinguer l'effet de l'imagination de la personne mise en expérience d'avec l'effet physique produit par la personne qui agit sur elle. Cependant les effets obtenus sur des personnes déjà sans connaissance avant que l'opération commençât ; ceux qui ont eu lieu sur d'autres personnes, après que l'opération même leur a fait perdre connaissance, et ceux que présentent les animaux, ne permettent guère de douter que la proximité de deux corps animés dans certaine position et certains mouvements, n'ait un effet réel, *indépendant de toute participation de l'imagination d'un des deux*; il paraît assez clairement aussi que ces effets sont dus à une communication quelconque qui s'établit entre leur système nerveux [1]. »

[1] Georges Cuvier, *Leçons d'anatomie comparée*, tome II, p. 117, 9ᵉ leçon.

« Les phénomènes singuliers, avait dit précédemment Laplace, qui résultent de l'extrême sensibilité des nerfs dans quelques individus, ont donné naissance à diverses opinions sur l'existence d'un nouvel agent que l'on a nommé *magnétisme animal*. Il est naturel de penser que l'action de ces causes est très-faible et peut être facilement troublée par un grand nombre de circonstances accidentelles. Ainsi, de ce que dans plusieurs cas elle ne s'est point manifestée, on ne doit pas conclure qu'elle n'existe jamais. Nous sommes si éloignés de connaître tous les agents de la nature et leurs divers modes d'action, qu'il serait peu philosophique de nier l'existence des phénomènes , uniquement parce qu'ils sont inexplicables dans l'état actuel de nos connaissances [1]. »

Nous aimons à nous appuyer sur de telles autorités. C'est là la théorie, pour ainsi parler, du magnétisme. Mais qu'est-il dans l'application ?

Que le magnétisme soit un puissant agent thérapeutique exercé directement sur un malade, l'expérience nous en a convaincu. Et ceux-là qui prétendent le contraire sur des préventions sans fondement, font preuve d'un esprit peu philosophique. Un maître de la science, dont l'opinion ne saurait être suspecte, M. Rostan, l'a reconnu. Après avoir partagé les préjugés vulgaires à cet égard, son sage esprit n'a pas fait difficulté d'admettre et la puissance de la volonté et l'importance des phénomènes magnétiques dans la pratique médicale. « Lorsque, fort jeune encore, dit-il, j'entendis parler pour la première fois du magnétisme animal , les faits qu'on me racontait étaient si peu en rapport avec les phénomènes physiologiques que je connaissais , ils m'étaient présentés avec un enthou-siasme si ridicule, les prétentions de ses partisans me paraissaient si exagérées, que j'eus pitié de gens que je croyais atteints d'un genre nouveau de folie, et qu'il ne me vint pas seulement dans l'idée qu'un individu raisonnable ajoutât jamais foi à de pareilles chimères. Ce qui fortifiait encore plus mon incrédulité, c'est que les personnes

[1] Laplace, *Théorie analytique du calcul des probabilités*, p. 358.

qui, les premières, me racontèrent ces merveilles, étaient entièrement dépourvues de jugement. De plus, voulant acquérir quelques con_ naissances sur cette matière, je consultai l'Encyclopédie, dont les auteurs avaient toute ma confiance, et je ne trouvai que des antagonistes du magnétisme. Ainsi mon opinion, corroborée par celles des maîtres de l'art, par la conclusion des membres de l'Académie des sciences, de celle des membres de la Société royale de méde-. cine, etc., chargés de faire leur rapport sur cette découverte, je me crus suffisamment instruit, et taxai le magnétisme de jonglerie, d'imposture, ne voyant dans les magnétiseurs que ce qu'y voient encore bien des gens, c'est-à-dire des dupes ou des fripons. Pendant plus de dix ans je parlai et j'écrivis dans ce sens. Exemple déplorable d'une aveugle prévention qui, nous faisant négliger le seul moyen positif d'instruction, *l'application de nos sens*, nous plonge ainsi dans une erreur longue et souvent indestructible! Enfin le hasard voulut que par simple curiosité, et par voie d'expériment, j'exerçai le magnétisme. La personne qui s'y soumettait n'en connaissait nullement les effets; cette circonstance est à noter. Quel fut mon étonnement, lorsqu'au bout de peu d'instants, je produisis des phénomènes si singuliers, tellement inaccoutumés, que je n'osai en parler à qui que ce fût, dans la crainte de paraître ridicule. Ce fut le premier pas fait vers le doute. Dès lors je compris que j'avais eu tort de m'en rapporter aux autorités; je reconnus que jamais il n'en est aucune qui puisse tenir lieu de l'application des sens, et je résolus de continuer mes expériences, mais seulement dans le dessein de m'éclairer. Ce n'est qu'après un grand nombre d'essais que je suis parvenu à fixer mon opinion [1]. »

---

[1] « Ce qui m'est arrivé, dit encore M. Rostan, m'a convaincu que rien n'est plus contraire à l'avancement des sciences que l'incrédulité. Qu'un homme, après de laborieuses recherches, après avoir observé avec sévérité, précision et exactitude un grand nombre de faits, établisse une vérité nouvelle, porte la lumière sur des points obscurs d'une science, soudain un critique s'écriera : *C'est faux ; je ne crois pas cela ; cela n'est pas possible ; cela n'est pas conforme à ce que j'ai cru, à ce que j'ai appris jusqu'à ce jour*, et la troupe moutonnière, jalouse de n'avoir pas fait la découverte, répètera : *C'est faux*, etc. L'auteur en sera pour ses travaux, trop heureux si on ne le fait pas passer pour un homme à paradoxes, et la science restera stationnaire, si elle ne recule. »

« Ces deux extrèmes, ajoute plus loin le savant professeur, l'incrédulité et

Ce qui est hors de doute aujourd'hui, ce qui est acquis à l'histoire naturelle de l'homme et à la physiologie, c'est, premièrement, la réalité des phénomènes magnétiques, phénomènes qui se manifestent sans doute avec d'infinies variétés, selon le milieu dans lequel ils se produisent, mais qui se manifestent toujours à quelque degré dans l'action magnétique; et, secondement, les effets thérapeutiques que ces phénomènes ont certainement dans la cure des maladies. Tout le monde aujourd'hui convient que le magnétisme détermine des changements dans l'organisme; cela suffit pour conclure qu'il jouit d'une puissance thérapeutique réelle; c'est de cela qu'il s'agit de tirer le meilleur parti possible. La difficulté consiste seulement pour le médecin dans l'appréciation convenable des cas auxquels peut être efficacement appliqué cet agent soumis à des influences fugitives, et dont tous ne sauraient être aptes à user d'une manière également heureuse.

C'est donc à l'expérience qu'il faut avoir recours; c'est à elle qu'il appartient de faire faire en ce point à la médecine, comme à toute chose, un pas en avant. « L'expérience seule, disait Stork, constitue l'art médical, l'expérience seule le perfectionnera (*Artem medicinam sola experientia fecit, eamdem sola experientia perficiet*). » Mais que l'incrédulité n'en arrête pas le cours : « L'incrédulité, en médecine, disait Cabanis, n'enfante que l'ignorance et ne fait que servir de voile à la paresse. »

la confiance aveugle, sont le partage de la médiocrité, la conséquence de l'ignorance, et par suite, la cause d'une ignorance plus grande. Le doute seul, le doute qui consiste à ne croire ou à ne nier que lorsqu'on aura vu, examiné, appliqué ses sens, le doute est le caractère du philosophe, la cause de toute connaissance positive, de tout progrès dans les sciences. Un fait nouveau est-il avancé ? Il ne faut pas dire *je le crois* ou *je ne le crois pas* : un bon esprit n'a pas plus de raison pour l'un que pour l'autre; mais il doit dire : *je le croirai lorsque je l'aurai vu*. C'est faute d'avoir été animé de cet esprit philosophique que les plus grandes vérités ont trouvé tant d'obstacles à s'établir, qu'elles ont été le but de sarcasmes injurieux, de railleries piquantes, de dénégations outrageantes, et que l'humanité est longtemps restée privée des bienfaits qu'elle pouvait en recueillir. »

§ III. — L'Homœopathie.

On se fait très-souvent une fausse idée de l'homœopathie. Un grand nombre de personnes confondent cette médication avec l'administration de petits globules ou gouttes, autrement dit de doses infinitésimales. On ne sait pas assez qu'on peut être homœopathe, véritable disciple d'Hahnemann, sans adopter précisément de pareilles idées, ni un pareil mode de traitement. L'homœopathie consiste à traiter, en partant du principe : *similia similibus curantur*. Quiconque admet ce principe est homœopathe. En ce sens, les médecins allopathes, les médecins de l'École, sont homœopathes dans le traitement de la fièvre et de la petite vérole. Qu'est-ce en effet que le quinquina et la vaccine, sinon des remèdes homœopathiques par excellence ?

On sait comment Hahnemann fut conduit à la découverte de l'homœopathie. S'étant donné la fièvre en prenant du quinquina en état de santé, ce lui fut un trait de lumière. Il se donna successivement diverses maladies en prenant précisément les remèdes qui guérissaient ces maladies : l'homœopathie était inventée.

Des traces de cette doctrine se trouvaient bien éparses dans les écrits de quelques médecins de tous les siècles, mais c'est Hahnemann qui, le premier, lui a donné un corps et l'a assise sur les preuves les plus incontestables. Il faut lire dans les prolégomènes de son *Organon* [1] les pages admirables où le savant maître expose comment, en opposition avec l'ancien dogme de la médecine palliative, *contraria contrariis*, l'observation, la réflexion et l'expérience l'ont amené à rendre ce décret : *similia similibus curantur*.

L'homœopathie semble avoir été devinée et pour ainsi dire exposée dans les vers suivants par un grand poëte, Shakspeare, qui était homœopathe comme il était tant de choses, sans le savoir :

---

[1] *Organon der Heilkunst von* Samuel Hahnemann, 4e édition, Dresden und Leipsig, 1829.

...... One fire burns out another's burning ;
One pain is lessen'd by another's anguish ;

. . . .
Take thou some new infection to the eye ;
And the rang poison of the old will die.

« Un feu en éteint un autre ; une peine est adoucie par une autre peine ; que ton œil contracte une nouvelle affection, et l'ancienne prendra fin. »

Le principe fondamental de l'homœopathie est exprimé par son nom. C'est, selon le docteur Granville, « l'art de guérir fondé sur les ressemblances ; » ou, en termes plus clairs, *la doctrine qui enseigne que chaque maladie peut être guérie par les médicaments qui produiraient chez une personne en santé des symptômes semblables à ceux qui caractérisent la maladie donnée.*

« La plus haute ou plutôt l'unique vocation du médecin est de rendre sains ceux qui sont malades ; et le beau idéal de l'art de guérir est une restauration prompte, facile et durable de la santé, ou une destruction complète de la maladie par la méthode la plus courte et la plus sûre. »

Ainsi s'exprime Hahnemann dans les prolégomènes de son *Organon.* Qui ne connaît ce que j'appellerai les miracles de l'homœopathie dans les maladies aiguës? Dans le traitement de la plupart de ces maladies, il ne faut pas plus d'un jour, et quelquefois moins, pour que le médicament homœopathique exerce toute son action, et que le malade soit entièrement guéri, ce qui est la réalisation complète du *cito, tuto et jucundè* de Celse. Que si l'homœopathie a besoin de plusieurs mois et même de plusieurs années pour opérer ses cures dans les maladies chroniques, même avec le concours de la diète et d'un régime sévère, c'est que ce sont, en effet, les maladies les plus difficiles à guérir, et qu'il faut détruire, dans l'économie générale, la cause morbide souvent préexistante à la naissance même du malade.

Hahnemann, on le sait, a donné les plus grands développements

à l'*Histoire des Maladies chroniques*, et ses adversaires eux-mêmes
ont rendu justice aux recherches qui s'y trouvent et à la sagacité
qu'il y a développée. Il attribue les nombreuses affections de ce genre
à quelque miasme qui, à une époque ou à une autre, aura infecté la
constitution, et les classe toutes, quant à leur origine, sous ces trois
grands titres : la *Syphilis*, la *Psora* et la *Sycosis*. Ne considérant la
dernière que comme congénère des deux autres, et appliquant le se-
cond nom à la nombreuse série des maladies cutanées, depuis la lèpre
jusqu'à la gale, il pense qu'un huitième des affections chroniques
prend son origine dans les variétés de l'affection vénérienne, et que
les sept huitièmes des autres viennent de la *psora*.

La psora est la plus ancienne en même temps que la plus féconde
de ces terribles sources de maladies. Les anciens monuments histo-
riques la représentent comme excessivement répandue. Moïse parle
de plusieurs de ses espèces ; elle était connue des Grecs comme des
Israélites, des Arabes et des Européens du moyen âge. Pendant ce
dernier période, elle se produisit longtemps sous la forme du *feu de
Saint-Antoine*. Au retour des Croisés, elle prit la forme plus redoutable
encore de *lèpre*, et elle étendit tellement ses ravages qu'en 1226 il y
avait, rien qu'en France, deux mille hospices pour la réception des
lépreux.

Des habitudes plus délicates et plus de moyens de propreté dimi-
nuèrent tellement les manifestations extérieures de cette maladie,
que, vers la fin du XVᵉ siècle, précisément lorsque la *syphilis* com-
mençait à paraître, les symptômes extérieurs de la *psora* avaient
pris la forme plus douce d'une simple affection cutanée. Mais ses
miasmes n'en restèrent pas moins les plus dangereux de tous et les
plus répandus. Ce n'est pas seulement dans les hospices, les ma-
nufactures, les prisons, dans tous ces asiles où s'entassent les
pauvres qu'on les trouve, mais dans les lieux les plus magnifiques,
ainsi que dans les plus isolés, dans les palais des princes, comme
dans l'ermitage de l'anachorète. Les maladies chroniques qui en
dérivent sont de différentes espèces et ont divers degrés d'inten-
sité, mais leur nom est *légion*. Près de cinq cents symptômes sont

énumérés dans la description qu'en a faite Hanhemann, et les termes de la pathologie vulgaire dans laquelle on les a classés à tort comme des maladies distinctes, sont loin d'épuiser les modifications de cette hydre aux mille têtes.

Le traitement suivi jusqu'à présent pour le traitement de la *psora* a été, Hahnemann le démontre, entièrement erroné. On a considéré trop généralement les affections cutanées comme des maladies locales, ayant leur siége sur la peau, n'affectant pas le reste de l'organisation, et qui peuvent être sûrement et suffisamment détruites par des préparations de soufre, de zinc, de mercure, etc. Hahuemann, au contraire, soutient que les maladies cutanées ne sont que les signes exterieurs de la maladie interne qui a pénétré toute l'organisation avant qu'elle se révèle sur les superficies du corps. Il en résulte qu'en faisant disparaître ces indications extérieures la maladie interne n'acquiert que plus de force, et signale son accroissement de puissance sous les formes les plus multiples et les plus effrayantes. Vingt-cinq pages sont remplies par le catalogue des funestes résultats de ces erreurs, catalogue fourni par l'histoire médicale de tous les âges, depuis le cas de cet Athénien dont il est question dans le cinquième livre des *Épidémies,* qui mourut d'une hydropisie, après avoir fait cesser une affection cutanée en prenant les bains chauds de Mélos. L'homœopathie attaque la *psora* sous tous ses aspects et dans toutes ses phases, et aucun mode de traitement n'est plus efficace dans la cure de toute cette classe d'affections chroniques, aussi bien que de celles qui tiennent de la syphilis et de la sycosis et de leur hideuse famille.

Toutes ces maladies sont susceptibles de passer à l'état chronique. De plus, elles sont toutes transmissibles ou héréditaires : c'est sous cette dernière forme qu'elles sont le plus difficiles à reconnaître et à guérir, car elles existent en quelque sorte dans l'organisation sans qu'on s'en doute. L'enfant en porte en lui le germe qu'il en a reçu de ses parents, qui, eux-mêmes, en étaient infectés peut-être à leur insu. L'axiome vulgaire qu'il n'y a pas d'effet sans cause, tant dans le monde moral que dans le monde physique, est ici de mise : lorsque vous vous sentez atteint d'un mal quelconque, si la cause n'en est pas légère et connue de vous, adressez-vous à un voyant; il vous dira d'où proviennent ces maux légers, ces souffrances vagues, indices certains le plus souvent d'un mal secret qui n'attend qu'une occasion favorable pour éclater. Si l'on s'y prend à temps, avant que le mal ait acquis tous ses développements, tandis que le principe vital conserve encore toute sa force, il sera facile au médecin d'atteindre le germe morbide, et de vous débarrasser de l'ennemi qui vous obsède et vous tourmente intérieurement, sans se manifester avec les caractères ordinaires d'un mal défini, qu'on sait où prendre pour le combattre. Il se dérobe dans l'organisme, mais il y agit sourdement; il est en vous; mais, où il siége, où il faut le chercher pour le trouver et pour l'atteindre, c'est ce qu'il n'est donné qu'au véritable voyant de connaître et de déterminer. Un enfant naît; ses premières années sont difficiles; il est languissant et plus exposé qu'un autre aux maladies qui attaquent l'enfance. A sept ou huit ans, son intelligence n'a pas atteint le niveau commun auquel les enfants parviennent d'ordinaire à cet âge; son teint est pâle et terreux; ses yeux sont cernés et battus; s'il n'est pas entraîné par l'exemple à des habitudes dangereuses, il y est porté par une espèce de prurit. Évidemment cet enfant n'est pas sain; il est malade, de quoi? Où a-t-il pris le mal qui le mine? Où? dans le sein de sa mère; il est né avec le germe d'une maladie qui a infecté ses parents antérieurement à sa naissance, et cette maladie, soyez-en sûr, a été, à un degré ou à un autre, une maladie psorique ou dartreuse, une maladie syphilitique ou vénérienne, ou une maladie sycosique participant des deux autres; c'est, chez lui, le principe d'une affection chronique qui le ronge et qui le tuera si on ne parvient à la détruire. Il en est de même de ces jeunes filles qui éprouvent tant de difficultés et de souffrances pour entrer dans la vie nubile: leur sang est pâle et peu abondant, tout en elles est irrégulier; c'est qu'elles ont reçu le principe fatal d'une maladie grave qui se développera tôt ou tard, d'une manière ou d'une autre, après un premier enfant par exemple, ou bien à l'âge de vingt à trente ans, sous forme de maladie de poitrine. Toutes les maladies dont le diagnostic est difficile à établir, parce que les symptômes en sont peu marqués, les affections de la matrice, du tube digestif et toutes les affections nerveuses, la phthisie latente, ont presque toujours pour cause un principe morbide inhérent au sujet, un miasme, en un mot, rentrant dans une des catégories ci-dessus énoncées.

Quand le principe morbide secret a été neutralisé chez les enfants par les soins et les habitudes d'une existence sociale opulente, c'est de trente à quarante ans pour les femmes, et de quarante à cinquante pour les hommes qu'il se fait sentir, et alors les formes sous lesquelles il se manifeste sont aussi différentes entre elles que les tempéraments et les visages. C'est ce qui a donné lieu à cette longue nosographie de la médecine de l'école, qui crée au moins soixante maladies différentes pour chaque organe. C'est dans le traitement surtout des maladies chroniques, que la lucidité instinctive ou intuitive du somnambule est précieuse, non-seulement pour déterminer le siége de l'organe affecté, mais encore la nature ou le caractère du mal. C'est en cela que le magnétisme, par ceux qui sont doués des facultés qui en permettent une application heureuse, qui en ont reçu le don de la nature, d'autres diraient le don divin, se manifeste par les résultats les plus bienfaisants, et devient un puissant auxiliaire de l'homœopathie.

Le magnétisme est, dans nos mains, tout à la fois un moyen hygiénique et un moyen thérapeutique. Un moyen hygiénique, car, par son emploi, nous pouvons prévenir les maladies et maintenir l'homme bien portant dans la plénitude de sa santé ; un moyen thérapeutique, car, par lui, nous pouvons rendre à la santé l'homme dont l'économie a été troublée par une cause quelconque.

Nous venons d'exposer dans son essence l'homœopathie, et comment à son flambeau nous considérons et traitons les maladies chroniques, cette pierre d'achoppement de la médecine de l'école.

C'est cette doctrine simple et savante, qui, entre autres mérites, a le mérite immense de porter la lumière dans les replis les plus obscurs de cette obscure partie de la pathologie, que certains médecins

classiques ne rougissent pas cependant de confondre avec l'empi-
risme, comme si elle avait aucun des caractères du charlatanisme,
comme si elle récusait l'examen ; comme si ce n'était pas, enfin, un
corps de science qui se présente armé de toutes pièces dans le champ
de la discussion, à la face du soleil, et faisant juge du camp quiconque n'y assiste pas avec le parti pris de juger sans entendre et
sans voir. Elle ne s'environne ni de bruit ni d'ombre ; ce n'est pas
assurément un mystère conçu pour frapper les imaginations et spé-
culer sur la faiblesse humaine. Ses remèdes ne sont pas secrets et
peuvent s'inscrire au grand jour du *Codex*. Les petites gouttes ou
doses infinitésimales, si chaleureusement préconisées par Hahnemann, bien que ne constituant pas à nos yeux toute l'homœopathie
et n'en étant pas les éléments essentiels, n'en ont pas moins une
grande valeur dans une foule de cas, et n'en sont pas moins d'une
incontestable vertu dans ces cas spéciaux. De plus, les médecins de l'école hippocratique, nous l'avons dit, sont homœopathes
toutes les fois qu'ils guérissent, et personne certainement n'o-
serait s'inscrire en faux contre les résultats obtenus par eux dans
ces conditions ; c'est que, s'ils n'ont pas employé, dans leurs
cures heureuses, les doses infinitésimales d'Hahnemann, ils n'en ont
pas moins procédé, dans les cas dont nous parlons, par la méthode
homœopathique, à savoir contrairement à leur propre principe : *contraria contrariis curantur*, et en vertu du principe opposé : *similia
similibus curantur*. Leur pharmacopée est la même; seulement ils
ont obtenu ces résultats à leur insu ; mais, leur principe étant au nôtre
ce que l'erreur est à la vérité, et les deux principes ne pouvant être
erreur et vérité tout à la fois, puisqu'ils expriment des choses dia-
métralement opposées, il en résulte qu'ils sont, dans les cas désignés,
essentiellement homœopathes sans le savoir, comme nous-mêmes
nous le sommes dans bien des cas sciemment, c'est-à-dire en formu-
lant d'une manière moins exclusive que ceux des disciples d'Hahnemann qui ont adopté la méthode absolue des petites doses. Ils sont homœopathes, nous le répétons, comme nous le sommes, et non à la façon
de ceux-ci; voilà tout. Mais c'est une raison de plus d'appeler leur
attention sur leurs propres succès, et de les adjurer d'en rechercher
la cause et le principe, *principium et fons*, pour mettre la théorie

et la pratique d'accord, et doubler par là leur puissance. Qu'ils y pensent, qu'ils cherchent la vérité, et elle leur apparaîtra. Tout le monde sait la simple et magnifique réponse de Newton, à qui l'on demandait comment il avait fait pour découvrir la grande loi qui régit les mondes : — « En y pensant, » dit-il.

C'est dans la manière de considérer le symptôme que nous croyons avoir trouvé le meilleur argument en faveur de la nouvelle doctrine médicale.

Le symptôme est, suivant les allopathes, le signe extérieur, visible ou invisible, mais défini de la maladie, et dès qu'il se manifeste, ils le combattent croyant combattre la maladie. Nous croyons pouvoir envisager le symptôme tout autrement : à nos yeux, c'est le signe de la réaction de la nature ou de la force vitale contre le mal, et loin de le combattre, il le faut favoriser. C'est aussi ce que fait l'homœo-pathie. Elle vient en aide en cela à la nature. Le médecin de l'école agit, en quelques cas, comme nous. C'est ainsi que lorsqu'un corps étranger s'est introduit dans notre chair, et que l'inflammation paraît au siége du mal, de même que nous il vise à l'accroître pour que la suppuration s'établisse, chasse la cause qui l'a produite, et en la chassant, chasse le mal lui-même. Ici encore le médecin de l'école procède à son insu homœopathiquement.

Nous avons dit plus haut que l'homœopathie n'avait aucun des caractères du charlatanisme. « Le charlatanisme, dit M. Biot, a besoin de dehors qui frappent le peuple et qui préviennent l'examen; il récuse lés juges éclairés; c'est à la multitude qu'il en appelle, et les feuilles publiques sont le théâtre où il établit sa renommée [1]. »

C'est aux juges éclairés que nous nous adressons, qu'il faut toujours s'adresser, quand on est fort de sa conscience et qu'on a pour soi la vérité et la raison. Mais rien n'est facile en ce monde, et tout a ses inconvénients : dès qu'une doctrine nouvelle se pro-

[1] Biot, *Lettre sur le Charlatanisme.*

duit, les charlatans s'en emparent, les ignorants s'en font les adeptes, et nous avons été frappé d'un danger particulier qui menace l'homœopathie, tout en prouvant combien elle s'est fait depuis quelque temps bien venir dans les classes du reste les plus éclairées : c'est cette présomption fâcheuse qu'ont les personnes du monde, lorsqu'elles ont été guéries ou soulagées selon les formules d'Hahnemann; elles croient qu'il leur suffit d'avoir une petite boîte ou pharmacie portative contenant les médicaments formant la base de la thérapeutique homœopathique, pour se traiter soi-même, ou même pour se livrer envers les autres à l'exercice de la médecine homœopathique. Nous n'avons pas besoin de dire que la médecine n'est complète que par le médecin, et que, selon que celui-ci est plus ou moins bon, plus ou moins bonne aussi est la cure, et plus ou moins prompte et sûre la guérison. C'est surtout chez le médecin qui veut pratiquer l'homœopathie qu'il faut chercher ce qu'un diplôme ne donne pas toujours, ou du moins ce qu'un diplôme ne donne pas à tous au même degré : à savoir, indépendamment des connaissances étendues et variées que doit avoir le véritable médecin, cette intuition ou prescience qui est pour ainsi dire innée chez quelques individus privilégiés, et chez quelques autres le résultat et comme le fruit de l'étude et du travail. Certes, s'il est quelque chose qui ne soit pas, qui ne puisse pas être un refuge pour l'ignorance, c'est assurément l'homœopathie. Le médecin qui veut l'appliquer doit avoir fait de toutes les sciences qui touchent à la médecine, et qui en sont comme les racines ou les branches, une étude approfondie ; l'anatomie, la pathologie, la physiologie, doivent lui être familières autant que la botanique, la minéralogie et la chimie, qui, des deux dernières, et particulièrement des poisons qu'elles enseignent à connaître, sait tirer les agents thérapeutiques les plus énergiques et les plus bienfaisants. Mais s'il a le *mens divinior*, ce qui se sent à le voir, — même quand l'oiseau marche on sent qu'il a des ailes, — ayez confiance, ce ne peut être un ignorant; laissez-le agir, car il vous guérira.

§ IV. — Ce qui nous a conduit à l'étude du magnétisme.

Guéri presque adolescent encore par le traitement magnétique, nous tombâmes durant ce traitement dans le sommeil dit magnétique, et les savants et amis qui nous observèrent dans cet état constatèrent les phénomènes somnambuliques les plus complets et les plus étonnants qu'on eût encore vus.

N'ayant pas conscience et souvenir de ce qui se passait en nous, lorsque nous étions ainsi soumis à l'action magnétique, nous ne pouvons que répéter succinctement ce que les témoins oculaires nous en ont rapporté, ou, pour mieux parler, consigner le résultat des principales observations que nous avons nous-même dictées, lorsque nous nous trouvions en cet état.

Plusieurs savants magnétiseurs et médecins firent sur nous des expériences. Ces expériences, souvent répétées en province et surtout à Paris, nous mirent tout naturellement en rapport avec le monde magnétiseur, avec les somnambules et la classe déjà nombreuse des clients ou malades qui se font traiter par le magnétisme.

Nous ne fûmes pas longtemps à nous apercevoir que si cette découverte était la cause de tant de résultats heureux pour la science et la santé publique, elle était aussi, par le fait de l'ignorance ou du charlatanisme d'un grand nombre de ceux qui se livraient à son exercice, la cause d'erreurs, de préjugés et souvent d'accidents déplorables.

Ce fut alors que, suivant à la fois nos goûts et les conseils des savants et amis qui nous entouraient, nous prîmes la résolution de parcourir nous-même le champ des études médicales, et de travailler à unir, ce qui ne s'était point encore vu, la science acquise du médecin à la lucidité instinctive du somnambule.

Nos études médicales terminées, notre diplôme obtenu devant la faculté de médecine de Paris, nous pûmes, avec plus de liberté et de sécurité, observer et apprécier, d'une part, les affirmations et les prétentions diverses des magnétiseurs et des somnambules ; de l'autre, les négations et les critiques des médecins et des corps savants à l'endroit du magnétisme.

Les critiques de ces derniers, nous devons l'avouer, étaient loin d'être sans valeur. Si les médecins rejetaient et condamnaient à tort les manifestations d'une vérité nouvellement formulée, quoique incontestable d'ailleurs, il n'en faut pas moins convenir que cette vérité était trop souvent enveloppée et rendue solidaire d'erreurs et de mensonges qui la rendaient méconnaissable. Aussi, ce reproche d'absence de principes simples et logiques, adressé à la thérapeutique de l'école, pouvait-il être renvoyé avec raison par les médecins à la médication magnétique elle-même.

Quelles garanties, en effet, pouvaient offrir la plupart des magnétiseurs et des somnambules ? Quelles observations pouvaient faire des hommes qui n'avaient aucunes données scientifiques, et, par suite, aucun moyen de critique et de contrôle ? Comment pouvaient-ils caractériser et différencier les conclusions du magnétisme des conclusions ou affirmations des autres doctrines ? Quel lien d'unité, quelle méthode convenue, quelle règle commune dans la manière de procéder pouvait-il exister entre tous ces sectateurs du magnétisme, et, par conséquent, à quelles observations sérieuses, à quelles inductions scientifiques pouvaient-ils être conduits ?

Nous résolûmes de travailler à faire sortir le magnétisme de cet état d'anarchie et de guerre civile avec la science, et de lui obtenir en quelque sorte des lettres de nationalité dans un monde jusqu'alors étranger, pour ne pas dire ennemi. Nul ne pourra apprécier tout ce que nous avons eu à souffrir, tout ce que nous avons dû sacrifier pour mener à fin cette entreprise. Mais notre idée était juste, utile ; c'était pour nous un devoir d'y persévérer.

Notre marche était naturellement tracée par notre position exceptionnelle. Médecin et somnambule, nous pouvions, tour à tour, éclairer et étendre les données de la science du médecin par les intuitions du somnambule, rectifier et contrôler les intuitions spontanées du somnambule par les lumières positives du médecin. Somnambule, nous sortions de la routine, nous faisions appel aux traitements et tentatives nouvelles; médecin, nous étions en état de ne point exposer nos malades aux dangers d'expériences aventureuses, et aussi de ranger avec ordre et intelligence les observations théoriques et pratiques énoncées et écrites pendant les heures de notre somnambulisme lucide.

Avec ces notes nous avons pu composer, en quelque sorte, un corps de doctrine, tout un code de thérapeutique, et en apprécier ensuite, dans notre pratique médicale, la vérité et l'efficacité.

Nous ne finirons pas ce paragraphe sans dire que c'est surtout en fait de magnétisme et d'homœopathie que le choix du médecin importe au malade.

Tous les médecins, en effet, ne sont pas également propres à l'application de cette méthode; tous ne sont pas doués des facultés nécessaires pour en user utilement. En ceci comme en tant de choses, les dons naturels jouent un grand rôle. Tous les arts se tiennent en ce point: L'aptitude particulière de celui qui les exerce est donnée de Dieu, pour ainsi parler; il en faut avoir le génie. L'étude accroît, féconde le génie, l'aptitude; elle ne les donne pas. Un de nos savants confrères, M. Ed. Auber, dans son *Traité de Philosophie médicale*, définit ainsi le génie médical:

« On donne le nom de génie médical à une sorte d'intelligence élevée qui est plutôt l'apanage d'une heureuse organisation que le produit de l'étude et de l'application; en un mot, à une sorte de vue intérieure qui fait que celui qui la possède sait par lui-même des choses qu'on ne lui a point apprises, et saisit au besoin, sans efforts, des indications qui non-seulement échapperaient aux médecins vulgaires, mais qui échapperaient encore aux médecins même les plus cultivés.

» En effet, la puissance que donne ce génie est si grande, qu'avec de moindres connaissances, tel médecin qui en est doué est cent fois plus heureux dans sa pratique que tel autre plus érudit, mais d'un esprit borné; c'est que, comme l'a dit Hippocrate, le vrai médecin est celui qui sait profiter de l'occasion dans les maladies. Or, il est certain que si l'indication est claire et positive, elle se présentera plus vite encore à l'homme de génie qu'à l'homme ordinaire, puisqu'il a pour lui les avantages d'une vue plus sûre et plus prompte, et que, dans le cas contraire, c'est-à-dire si l'indication est vague ou incertaine, si le plus haut degré de probabilité doit par conséquent suppléer à l'évidence, l'homme de génie pourra seul agir encore avec quelques chances de succès, puisqu'il n'y a vraiment que la force, l'activité et la délicatesse des facultés intellectuelles qui puissent porter la vue d'un homme au-delà de ce qui se présente aux yeux de tous.

» Mais en quoi consiste donc ce génie? C'est le *quid divinum* de Celse; c'est un tact fin et pénétrant, une sagacité, une portée d'esprit, que ne peuvent procurer ni l'étude, ni la réflexion, ni même une longue expérience; c'est un talent que rien ne peut suppléer, et qui n'est pas transmissible; enfin c'est une sorte d'inspiration qui fait que dans une occasion délicate, embarrassante, celui qui le possède prend sans effort le meilleur parti sans qu'on puisse dire pourquoi, et même, bien souvent, sans qu'il le sache lui-même [1]. »

Mais combien plus ce génie dont parle M. Auber est nécessaire au médecin-somnambule, chez qui tant de dons et de facultés diverses semblent indispensables! Comment, en effet, agira-t-il sur les malades, s'il n'a pas le *quid divinum* de Celse, la puissance de l'esprit qui parle à l'esprit, jointe à celle du corps parlant au corps? « Parmi les personnes qui exercent le magnétisme, dit le maître que nous nous sommes plu à citer souvent, M. Rostan [2],

[1] *Traité de la Philosophie médicale*, par T. C. Édouard Auber, p. 92 et suiv.
[2] *Dictionnaire de médecine*.

celles qui sont vives, ardentes, enthousiastes réussissent mieux. Elles paraissent aux magnétisés jeter des flammes : tels étaient Mesmer et le père Hervier, etc. L'expression du visage aide puissamment l'action magnétique; les regards, l'air pénétré du magnétiseur, sont de puissants auxiliaires. »

Plus haut, énumérant les qualités qu'il faut au magnétiseur, M. Rostan avait dit :

« Le magnétisme est produit par la puissance de la volonté. Il faut donc, de la part de celui qui magnétise, une volonté ferme, un vif désir de produire des effets, et la conviction intime qu'il produira ces effets.... Il faut que *le magnétiseur n'ait rien de repoussant;* on conçoit en effet que la répugnance ne peut pas disposer à recevoir l'agent magnétique. *Il faut qu'il soit bien portant*, parce que son action magnétique sera plus forte, son influence plus bienfaisante : les magnétiseurs mal portants occasionnent des douleurs à leurs magnétisés. *Dans la force de l'âge, ou l'âge mûr*, parce que l'énergie de la volonté est alors à son plus haut degré. *Qu'il soit grave, affectueux*, parce que ces qualités attirent la confiance et l'abandon; et, par les mêmes raisons, *supérieur au magnétisé*, si c'est possible, etc. De la part de celui-ci, il faut aussi qu'il se soumette, qu'il désire et qu'il croie; ce qui le rend très-propre à recevoir l'influence magnétique. S'il est malade, affaibli, d'une constitution nerveuse, affecté de quelque maladie du système nerveux, il se trouvera dans les conditions favorables. Il est clair qu'il faut qu'il veuille se soumettre; car, sans cette volonté, sans ce désir, et sans la croyance qui les fait naître, la surface de son corps reste pour ainsi dire fermée à l'agent qu'on lui envoie. Il est à remarquer cependant qu'après quelques séances, il n'est plus nécessaire que le magnétisé *veuille* être endormi : on l'endort malgré lui. Il m'est arrivé maintes fois d'endormir des personnes qui me suppliaient de n'en rien faire, et la malade dont parle M. Dupotet dans son rapport des séances magnétiques de l'Hôtel-Dieu, fut plusieurs fois endormie à son insu et malgré elle. Enfin, quand ces conditions réciproques se trouvent remplies, on procède à la magnétisation, qui est la chose du monde la plus simple. »

C'est, en effet, pour exercer le magnétisme qu'il faut posséder le plus de ces dons naturels, auxquels l'étude ne supplée point. C'est par les cures heureuses qu'il faut juger le médecin, comme par les procès gagnés l'avocat.

A tout ce que l'homœopathie ne traite point d'après des indications précises, le médecin digne de ce nom et versé dans la pathologie universelle, doit suppléer avec intelligence de son fonds; et s'il guérit, qu'importe au malade par quelle inspiration ou intuition particulière il a été traité? C'est par là, encore une fois, que se distingue le praticien habile. Par les guérisons qu'il compte dans sa pratique, il rend témoignage de la bonté de sa méthode, comme le philosophe qui prouvait le mouvement en marchant devant celui qui le niait.

Le moment est venu de conclure. Peut-être ces conclusions seront-elles utiles à la science. C'est notre plus grand désir. Puissent-elles servir à simplifier et à baser scientifiquement la thérapeutique et la matière médicale; à diminuer le nombre des maladies prétendues incurables; à défendre la vie et les intérêts des malades contre les abus et l'exploitation de l'ignorance et de la spéculation.

Notre but n'est point ici de faire un traité de thérapeutique et de matière médicale. Ce sera l'objet d'une publication postérieure plus étendue.

Dans cet essai, nous nous adressons à tous, désireux d'être compris de tous; nous devons donc être court, simple, utile, pratique avant tout.

Nous ne croyons pouvoir mieux atteindre ce but qu'en rendant public le jugement que nous avons porté d'une manière générale, comme médecin et somnambule, sur la plupart des traitements aujourd'hui en vogue et en usage, et dire avec brièveté les principes et la méthode de traitement qui nous sont propres, et que nous avons eu occasion d'employer, le plus souvent, avec succès.

§ V. — Usage que l'on peut faire du magnétisme dans le traitement des maladies.

Le magnétisme peut-il être considéré comme un agent utile par le médecin ? Peut-il, en d'autres termes, être employé efficacement comme moyen dans l'art de guérir ?

Posée en ces termes, la question, on l'a vu, n'en est pas une pour nous, et se résout par l'affirmative.

Il est hors de doute à nos yeux que si le magnétisme n'est point le remède unique, le remède universel et *direct* pour le traitement de toutes les maladies, comme le prétendent ceux qui l'ont voulu poser comme le moyen universel de guérir, — nous avons toujours été ennemi de l'exagération, — il est au moins, toujours, un auxiliaire puissant et salutaire, un moyen *indirect* très-efficace d'action en quelque maladie que ce puisse être.

Hahnemann aussi l'a-t-il classé comme il convenait parmi les agents de sa thérapeutique.

« Je crois nécessaire de parler encore ici, dit Hahnemann dans son *Organon*, du magnétisme animal, dont la nature diffère tant de celle des autres remèdes. Cette force curative, qu'on devrait appeler *mesmérisme* du nom de son inventeur, sur la réalité de laquelle des insensés seuls peuvent élever des doutes, et que la volonté ferme d'un homme bienveillant fait affluer dans le corps d'un malade, au moyen d'attouchements, agit d'une manière homœopatique en excitant des symptômes semblables à ceux de la maladie. Il agit aussi en répartissant la force vitale avec uniformité dans l'organisme, quand elle se trouve en excès sur un point et en défaut sur un autre, comme lorsque le sang se porte à la tête, quand un sujet affaibli éprouve une insomnie accompagnée d'agitation et de malaise, etc. Enfin, il agit en communiquant immédiatement de la force vitale à une partie affaiblie ou à l'organisme entier, effet que nul autre moyen ne produit d'une manière si certaine et moins propre à troubler le reste du traitement médical. Mais le résultat le plus brillant de la communication du magnétisme à l'organisme entier est le rappel à la vie de personnes plongées depuis longtemps dans un état de mort apparente, par la volonté ferme et bien tendue d'un homme plein de force vitale, principalement d'un de ces hommes comme il y en a peu, qui, avec une constitution robuste et une grande bonté d'âme, ont peu de propension aux plaisirs de l'amour, etc. [1]. »

Directement donc, le magnétisme doit avoir et a en effet une action curative puissante dans toutes les maladies nerveuses; sur ce point, c'est vraiment le remède propre et spécifique. Que de cas d'épilepsie, de paralysie, etc., déclarés incurables par la médecine ordinaire et guéris très-promptement par le magnétisme, ne pourrait-on pas citer ? — Il guérit, et souvent en quelques mois, la plupart des surdités de naissance ; et, en rendant l'ouïe, il arrive à rendre l'usage de la parole, dont la perte n'est jamais que la conséquence de la surdité.

Son action est encore victorieuse dans toutes les maladies qui sont une conséquence naturelle de l'atonie et de l'épuisement du système nerveux.

Il est impossible de décrire l'effet salutaire et prompt que le magnétisme opère dans les affections des personnes de tempérament lymphatique.

Dans les maladies de langueur et d'épuisement, dans toutes les maladies chroniques, il semble vraiment que, en régénérant le système nerveux, il régénère en même temps et le sang et la lymphe, tous les fluides et liquides de l'organisme humain. Cela se fait remarquer surtout quand le magnétiseur est fort et sain au physique, sage au moral, réglé et instruit dans son action et ses procédés

[1] Organon ou Exposition de la doctrine homœopathique, numéro 293.

magnétiques : conditions malheureusement trop rares chez la plupart des magnétiseurs ou plutôt des endormeurs de profession, qui exercent le magnétisme comme un métier ou en font une vile spéculation.

Dans la grande classe des maladies inflammatoires, des maladies du sang, l'action du magnétisme n'est ni directe ni spécifique ; mais l'influence indirecte qu'elle exerce est on ne peut plus utile en tous ces cas. Agir sur le système nerveux, c'est agir indirectement sur tous les autres systèmes. Ne ferait-on que diminuer, sinon détruire totalement la douleur dans ces maladies, qu'on aiderait puissamment à leur guérison. N'est-il pas reconnu, en effet, que cette douleur, suite et effet de l'inflammation, devient à son tour une des grandes causes d'irritation, et tend, par conséquent, à accroître l'inflammation elle-même d'après cet axiome célèbre : *Ubi stimulus, ibi fluxus.*

Énumérer ici tous les cas particuliers où la médication magnétique est nécessaire ou seulement utile, exposer les procédés scientifiques qui doivent diriger le malade ou le praticien dans tous ces cas, ce serait se jeter dans des détails qui entraîneraient la composition d'un volume entier de thérapeutique, de théorie et de pratique magnétique. Nous renvoyons à plus tard ces détails.

Signalons plutôt, quoique brièvement, un des avantages du magnétisme qui universalisent le plus son action, celui par lequel il étend son domaine non seulement sur la médecine, mais encore sur la psychologie, les sciences physiques et naturelles, et même théologiques. Nous bornant ici à la médecine proprement dite, nous devons proclamer que les inventeurs et défenseurs du magnétisme ont, par la découverte du somnambulisme lucide, ouvert à la science de l'homme, de sa vie et de sa conservation, un horizon tout nouveau.

§ VI. — Emploi de la lucidité somnambulique.

Nous sommes loin de nier assurément que la découverte du somnambulisme magnétique n'ait donné carrière à bien des extravagances en théorie, à bien des mensonges ou des jongleries en pratique. De quoi n'a-t-on pas abusé et ne peut-on pas abuser ? C'est une condition de notre nature, semble-t-il, que la vérité ne se manifeste et ne se développe que par exclusion, par rejet successif des erreurs qui l'égarent ou des mensonges qui l'exploitent.

Mais ceci ne doit point nous rendre à tout jamais sceptique et hostile à l'endroit des applications vraies, utiles, qu'on peut faire de cette faculté nouvelle.

Cette faculté somnambulique est comme un sens nouveau développé en l'homme, sens par lequel on voit ou sent le mal qui blesse l'organisme humain, et le remède qui peut le rétablir.

Force nous a été à nous-même de constater et d'admettre les faits dont nous étions l'instrument, sans en être proprement le spectateur, puisque, au réveil, nous n'avons jamais souvenir des impressions que nous éprouvons en cet état.

Quelles belles pages on pourrait écrire sur cette faculté, et par suite sur les rapports du magnétisme avec les sciences physiques et naturelles, d'une part, avec les sciences philosophiques et théologiques, de l'autre !

Ce fluide nerveux, vital, magnétique, comme on voudra l'appeler, semble vraiment le lien des deux substances matérielle et spirituelle, le médiateur plastique des deux vies organique et animique, le milieu où se réflètent, se répercutent et se résument les phénomènes et les manifestations de deux mondes, du monde inférieur des corps et du monde supérieur des esprits. Nous regrettons de ne pouvoir déve-

3

lopper sur ce point toutes nos idées. Nous aimerions surtout à entrer dans l'appréciation morale de cette nouvelle science pour dissiper des préjugés nombreux, mais respectables, qui naissent souvent dans les esprits les plus droits et dans les âmes vraiment pures, touchant la moralité du magnétisme comme expérience scientifique, et surtout comme moyen thérapeutique. Mais cela nous entraînerait trop loin des bornes que nous nous sommes imposées.

Nous nous contenterons, dans cette appréciation sommaire du somnambulisme lucide, de constater les résultats nouveaux que cette faculté, développée en nous, nous a permis d'adopter comme d'importantes vérités, confirmées ensuite par notre étude et notre pratique médicale.

Médecin et somnambule, nous croyons avoir procédé, avec avantage pour nos clients et en toute rigueur et convenance pour les savants, en soumettant les lumières et les impressions du somnambule aux épreuves de l'expérience et au contrôle de la science. Tout s'enchaîne et s'harmonise dans le domaine du vrai. Les révélations intuitives de la conscience et des facultés somnambuliques ne peuvent être en contradiction avec les données positives et démontrées de la science. Nous avons, sans crainte, rapproché les affirmations du somnambule des enseignements et des croyances du médecin. Connaissant les nouveaux systèmes qui tendent à renouveler de fond en comble la thérapeutique médicale, nous avons pu les soumettre, chacun à son tour, à l'appréciation et au jugement de la lucidité instinctive et toute naturelle du somnambule. Sans idées préconçues, sans système arrêté à l'avance, en garde contre l'obstination doctrinale des corps savants, aussi bien que contre les aberrations et les utopies de certains magnétiseurs exaltés, nous avons tout fait pour observer avec attention, classer avec ordre, conclure avec logique et impartialité.

Enfin nous avons fait appel à la sanction de l'expérience. De nombreux malades ont suivi nos traitements. Nous avons pu examiner les cas les plus étranges et les plus compliqués de pathologie. En position mille fois de parler et d'agir, après que la médecine de l'école avait examiné, agi, conclu, désespéré, et de le faire avec succès, et surtout avec un succès régulier et constant, nous pouvons, ce nous semble, tirer nos conclusions, et livrer à la conscience des malades, à l'appréciation de nos confrères, l'exposé suivant des traitements médicaux, auxquels nous nous sommes plus particulièrement arrêté.

---

§ VII. — Traitement homœopathico-hydrothérapique.

CONCLUSION.

Posons d'abord quelques principes, en langage simple, accessible à toutes les intelligences.

La force qui fait que nous existons, qui tend à nous conserver la vie, est aussi celle qui lutte contre les agents qui tendent à altérer nos organes ou à troubler le jeu normal de leurs fonctions.

C'est surtout cette force, ce principe de résistance aux influences délétères, que le médecin doit avoir en vue de secourir et de seconder. Il doit aider la nature en elle-même, dans le sens de sa propre direction, et non chercher à en créer une factice, au moyen de mille combinaisons chimiques et pharmaceutiques.

Quand un malade, mis dans les conditions les plus favorables pour triompher par lui-même de l'action du mal, ne peut y parvenir, il est bien probable que, quoi qu'on fasse, à quelque remède ou ingestion pharmaceutique qu'on ait recours, il ne pourra guérir. Toutes ces tentatives forcées n'aboutissent, le plus souvent, qu'à faire succomber plus vite et plus sûrement la victime.

Ces principes admis par bien des écoles et des systèmes, en particulier par l'hydrothérapie et la médecine dérivative, ne doivent cependant pas être poussés jusqu'à l'exagération. Il y a certainement bien des cas où une médication pharmaceutique appliquée convenablement peut et doit neutraliser la cause ou précipiter l'agent producteur de la maladie. Et c'est en proclamant ces vérités incontestables que l'homœopathie complète l'hydrothérapie et se différencie d'elle.

Expulser ou neutraliser la matière, l'agent, causes premières et principales de la désorganisation, semble toujours le résumé de nos ordonnances somnambuliques.

Maintenant, quant au mode d'administration et de traitement, cette même lucidité somnambulique a toujours incliné à donner gain de cause aux homœopathes sur leurs adversaires, à reconnaître, dans les premiers, une thérapeutique plus savante et une méthode d'application plus efficace.

Enfin cette même lucidité nous a convaincu de l'absurdité de traiter les maladies en général, et les maladies de poitrine en particulier, par un procédé ou mode d'administration pharmaceutique qui ne permet, en quelque sorte, de porter l'action du remède ailleurs que sur l'estomac : aussi avons-nous dû nous préoccuper des moyens chimiques de volatiliser les remèdes, et des moyens mécaniques de les faire arriver en quelque endroit du corps que ce soit, et surtout à la poitrine, en passant par les voies aériennes.

Pour expulser du corps les matières corrompues, nuisibles, impropres à la nutrition, nous avons tout d'abord recours à l'eau, à la sueur. Nous croyons, avec les hydropathes, qu'il vaut mieux expulser et dériver par la peau externe que par la peau interne, ainsi que le font les partisans exagérés des purgatifs et des vomitifs.

Maintenant, il faut ajouter que les hydropathes, outre qu'ils sont trop absolus dans le rejet des agents pharmaceutiques (*qu'ils ne sauraient trop, du reste, comment ingérer*), n'ont guère su perfectionner leur méthode d'application. Au moyen des appareils Richard que nous avons adoptés et perfectionnés, nous sommes parvenu à obtenir en quelques jours des résultats que les hydropathes n'obtiennent pas souvent au bout de plusieurs semaines.

Administration des remèdes par les voies aériennes. — Nous devons quelques explications particulières sur ce qui fait en quelque sorte la base de notre méthode de traitement.

Jusqu'ici les remèdes ou médicaments ont presque toujours été administrés par l'estomac.

Ce mode d'administration a de graves inconvénients. Il nous sera facile de les faire comprendre.

Premièrement : les muqueuses de l'estomac et des intestins sont d'une sensibilité extraordinaire; un rien les irrite et les enflamme; or, presque tous les remèdes sont plus ou moins des poisons ou des agents puissants d'irritation et de décomposition.

Secondement : l'estomac et les intestins ont des fonctions propres et particulières à remplir, d'une telle importance et d'une telle nécessité, que le moindre trouble qu'elles pourraient éprouver réagirait de la manière la plus désastreuse sur l'économie tout entière.

Troisièmement : l'ingestion des remèdes dans l'estomac contraint presque toujours de modifier le régime alimentaire, dont le maintien et la conservation normale sont cependant de la plus grande utilité pour l'élaboration du sang, cette sève de l'organisme humain, l'agent par excellence de la vie et de l'accroissement, le principe de notre force, le point d'appui de la résistance contre tout agent externe de destruction.

Quatrièmement enfin : le remède administré par l'estomac est obligé de suivre un parcours si long, si exposé aux chances de perturbation, avant son introduction dans l'artère qui doit la distribuer

3

aux parties malades, que bien souvent il arrive ou trop tard, ou à moitié neutralisé, et par conséquent inefficace.

Nous sommes étonné, vraiment, que ces inconvénients de l'administration des remèdes par les voies digestives n'aient point été sentis plus tôt, et qu'on n'ait point tenté l'emploi d'une autre méthode.

C'est ce que nous avons fait pour notre compte.

Les voies aériennes ne nous ont pas paru sujettes aux mêmes inconvénients que les voies digestives, dans l'administration des médicaments.

Premièrement : les muqueuses des bronches et de la poitrine sont bien moins sensibles, bien moins irritables que celles de l'estomac. Obligés de respirer dès l'enfance au sein d'une atmosphère souvent chargée de gaz et de principes délétères, la sensibilité bronchique et pulmonaire a dû être émoussée, et par là prémunie contre bien des accidents ultérieurs.

Deuxièmement : le remède volatilisé ou réduit à l'état de vapeur a beaucoup plus d'action curative que le remède administré à l'état liquide ou solide. Mieux divisé, il pénètre davantage, il est absorbé d'un manière plus prompte; en sorte qu'une faible dose de médicament produit souvent un effet plus efficace, quoique par une action bien moins périlleuse, que les quantités considérables de liquides et de solides ingérés dans l'estomac, qui y passent souvent sans être digérés ou absorbés, ou qui n'y produisent trop fréquemment qu'une maladie ou une désorganisation locale des muqueuses de l'estomac et de l'intestin sur lesquelles ils tombent.

Troisièmement : l'action du médicament administré au moyen de l'inspiration est instantanée. — Quel trajet est obligé de suivre le médicament ingéré dans l'estomac, pour de l'estomac arriver dans le sang artériel, et par lui dans tout l'organisme, où sa fonction est

d'atteindre, de neutraliser ou de précipiter le principe morbide! Il
faut d'abord que l'estomac le digère, puis que les vaisseaux chylifères
qui s'ouvrent dans les intestins l'absorbent. Les vaisseaux chylifères
doivent le conduire dans le canal thoracique, celui-ci dans la veine
sous-clavière, la veine sous-clavière dans l'oreillette droite du cœur;
l'oreillette droite dans le ventricule droit; du ventricule droit il faut
qu'il aille dans le poumon, chargé de l'élaboration du sang vital et
régénérateur, pour, de là, revenir à l'oreillette et au ventricule gauche du cœur, d'où enfin il est lancé dans l'aorte et toutes les ramifica-
tions artérielles. — Quel voyage ! que de déperditions doivent se
faire dans la route !

Puisque c'est dans les poumons que le sang est élaboré, qu'il reçoit
les dernières qualités qui le rendent propre à servir de sève à l'organisme, puisque c'est de là qu'il part pour retourner au côté gauche
du cœur, chargé cette fois de le lancer dans toutes les parties du
corps, pourquoi alors ne pas envoyer directement le remède, à l'état
de vapeur, dans les poumons, qui le mêleront au sang dans une
combinaison intime, et, de là, l'enverront rapidement, et encore tout
vivant de sa vertu propre, dans toutes les parties malades?

Pendant ce temps, l'estomac ne sera point dérangé de ses fonctions. La transpiration, au contraire, suite nécessaire de l'inspiration
de vapeurs chaudes, amènera l'irritation à la peau externe. Les muqueuses internes seront alors dégagées, et elles pourront se livrer
tout entières à leurs fonctions. Le régime alimentaire ne recevra
point de modifications perturbatrices, et l'estomac, au lieu de com-
pliquer la maladie par ses propres dérangements, unira ses efforts
à tous ceux des autres organes, pour travailler à l'élaboration d'un
sang généreux et abondant, propre à nourrir le corps et à le défendre contre les agents de destruction.

Ceux qui ont vu fonctionner nos appareils connaissent les effets
prodigieux, instantanés, que ce mode de médication produit, et cela,
nous avons le droit de le proclamer, sans qu'il nous soit jamais
arrivé le moindre accident. Il est vrai que nous avons toujours

apporté dans leur emploi l'attention, la vigilance et toute la perfection de détail possibles.

Nous engageons ceux de nos confrères qui voudront nous imiter à apporter beaucoup de bonne volonté, des vues aussi larges que désintéressées dans l'établissement de leur maison et l'acquisition de leurs instruments de traitement, et de plus, un soin, une vigilance extrêmes, une surveillance de tout instant pendant les heures d'opération, ainsi qu'une grande bienveillance à écouter, observer et soulager les malades. Sans cela, qu'ils laissent là notre médication et qu'ils continuent de traiter par ordonnances. Certes, c'est un métier plus facile. Il n'en coûte guère d'ordonnancer, et d'abandonner ensuite les ordonnances à tous les caprices du malade, à l'inexpérience des surveillants et au hasard des circonstances. Mais ce n'est pas ainsi qu'on guérit; et le but que doit tout d'abord se proposer un médecin, c'est de guérir, et cela le plus tôt, le plus radicalement qu'il est possible.

Quant à nous, par ce traitement combiné de l'homœopathie et de l'hydrothérapie dirigé dans son application mécanique par les appareils de volatilisation, nous sommes arrivé à guérir, souvent en quelques heures et sans recourir à la saignée, des fluxions de poitrine qui, sans cela, eussent suivi les phases accoutumées, reconnues et constatées par la science.

Les crises nerveuses ne peuvent continuer longtemps sous l'influence d'une pareille médication, secondée surtout par le traitement magnétique. Au bout de quelques jours et souvent de quelques heures, une personne est débarrassée de ce que l'on appelle vulgairement les humeurs ou les matières putrides qui peuvent se trouver en elle.

Toutes les maladies de langueur et les maladies chroniques passent presque subitement à l'état de crises qui tendent à secouer l'organisme pour lui redonner la vie et l'activité. On ne tarde guère à voir le sang rejeter les parties corrompues, les muscles reprendre du ton et de l'élasticité, l'appétit reparaître, et avec lui le grand moyen de régénération physiologique.

Au traitement par la sueur et l'eau et par les doses homœopathiques, à ce traitement qui s'adresse plus spécialement aux parties
solides et liquides, dont le sang est l'origine et la résultante tout à
la fois, nous adjoignons ordinairement le traitement non moins im-
portant des fluides malades, ce que n'ont point su faire jusqu'ici les
hydrosudopathes ni même les homœopathes. Ici, notre grand moyen
a été tout naturellement la magnétisation.

Mais nous ne nous sommes point borné, comme certains magnétiseurs de profession, à l'usage exclusif du magnétisme humain, autrement dit du magnétisme animal. Fidèle à notre principe de suivre
en tout les lois de la nature, qui sont véritablement les lois de la
science, nous avons encore su utiliser l'emploi du magnétisme mi-
néral, et en particulier du fluide électrique.

Magnétisme dans le traitement des affections dont le siége est
dans les fluides ou le système nerveux ; *traitement homœopathico-
hydrothérapique* dans les maladies inflammatoires et toutes celles
dont le siége est plus particulièrement dans le sang ; *lucidité somnambulique* pour éclairer le diagnostic des maladies et le choix des
médicaments : voilà, en quelques mots, le résumé de notre système
de médication.

Nous reconnaissons autant que personne l'étendue et l'efficacité
de la médication purement homœopathique, mais nous savons aussi
combien cette médication est souvent impraticable, soit par l'impos-
sibilité de faire adopter aux malades un régime aussi sévère que celui
exigé par les principes de cette méthode, soit par la présence si générale du mercure, ou de quelque autre agent pharmaceutique, dans
les organismes malades, agents qui contrarient fortement, s'ils ne
neutralisent pas tout à fait, l'influence des médicaments homœopathiques.

Le désir de faire avancer la science, de diriger sur des points utiles
les observations de nos confrères, et d'arriver, peut-être, par là,
à régénérer l'hygiène et la santé publiques , à diminuer des souf-

frances physiques qui viennent augmenter les souffrances déjà si cruelles du monde politique et social, nous a fait seul prendre la plume. Ce n'est pas à nous à faire l'historique de nos succès personnels. Nous laissons à la reconnaissance des malades que nous avons guéris, et parmi lesquels il s'en trouve un grand nombre qui se sont fait un nom dans les lettres, les sciences et la politique, ou qui se distinguent par leur position de fortune, à rendre justice au dévouement que nous avons toujours apporté dans nos relations avec eux, mais surtout à témoigner de l'efficacité et des résultats vraiment extraordinaires du mode de médication que nous venons de recommander. Nous nous estimerons assez récompensé de nos efforts si, par leur concours, ils nous aident à propager des principes et des procédés médicaux que nous croyons utiles à l'humanité.

Puissions-nous, par l'exposé de ces principes vraiment conciliateurs, amener une transaction désirable entre les divers systèmes médicaux, entre l'École et les novateurs, et particulièrement entre le magnétisme, l'homœopathie et l'hydrothérapie d'une part, et la médecine classique de l'autre !

Que si de tristes préjugés s'obstinent à fermer carrière aux moyens hygiéniques et thérapeutiques que nous indiquons, nous nous en affligerons sans nous décourager. Que n'avons-nous pas eu déjà à souffrir pour nos idées et notre longanimité à persévérer dans nos études et nos procédés ! Nous nous consolerons de ces nouvelles attaques et des sacrifices qu'elles nous imposeront, en songeant aux malades qui, en dehors de notre médication, n'eussent peut-être jamais trouvé le moyen de recouvrer la santé, et au soulagement qui peut en résulter pour l'humanité souffrante.

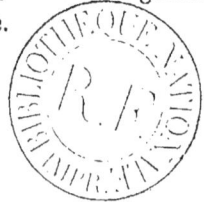

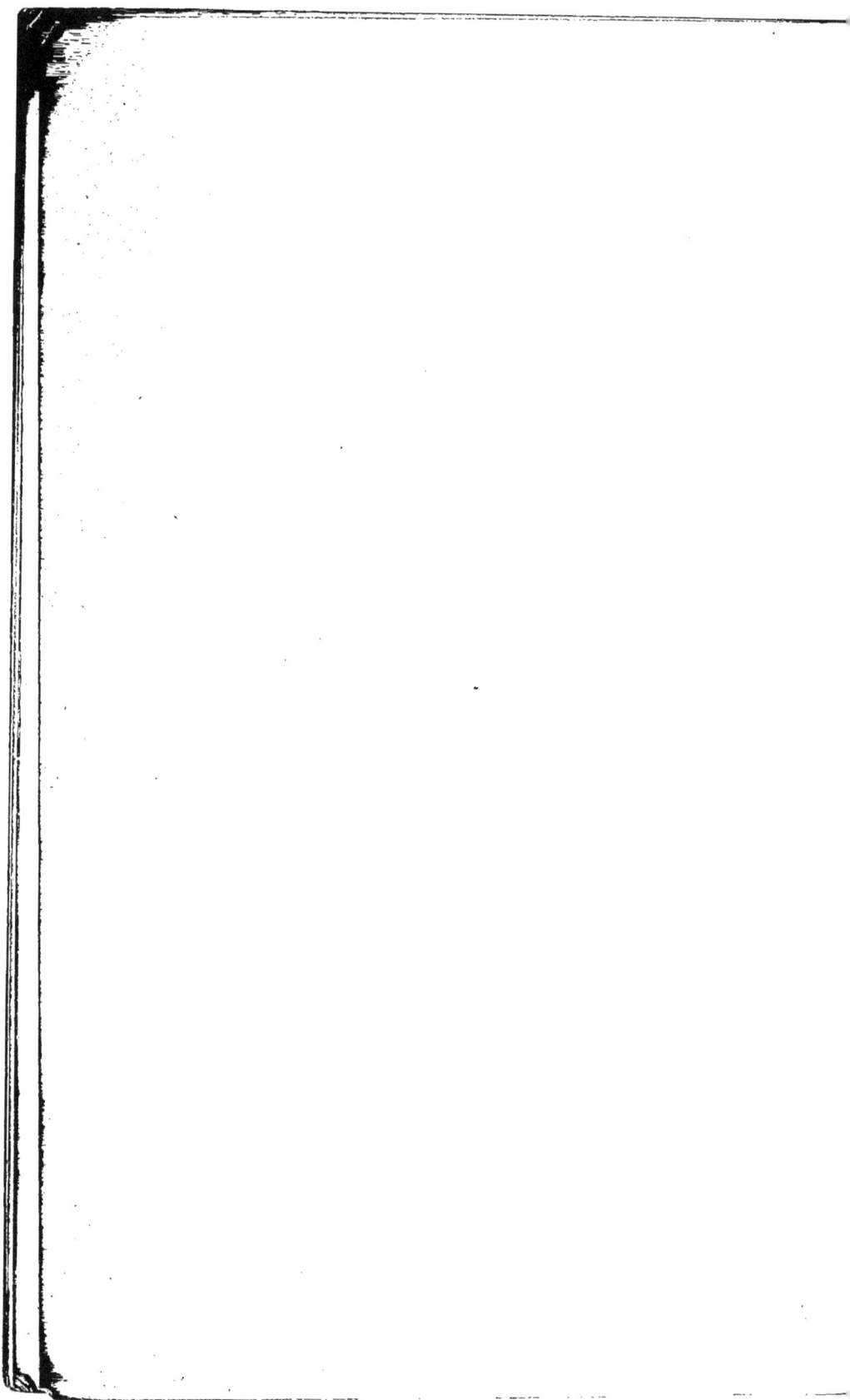

.

www.ingramcontent.com/pod-product-compliance
Lightning Source LLC
Chambersburg PA
CBHW071332200326
41520CB00013B/2950